Herzsprung Verlag

Impressum:

Besuchen Sie uns im Internet:
www.herzsprung-verlag.de

Mühlstr. 10, 88085 Langenargen
info@herzsprung-verlag.de

Lektorat: CAT creativ - www.cat-creativ.at

Cover: © lovelyday12 – Adobe Stock lizenziert
Bild S. 41: Christine Becker

Gedruckt in Polen / Bookspress

ISBN: 978-3-96074-452-8 - Taschenbuch
ISBN: 978-3-96074-453-5 - E-Book

Stottern

Lebensweg
Erfahrungen
Selbsterkenntnis

Ein persönlicher Ratgeber
mit individualpsychologischem Ansatz

Dieter Troll

Herzsprung-Verlag

Ich gebe mich zu erkennen.
Ich könnte mich vor dir verstecken,
dir keinen Einblick in mein Problem gewähren,
aber ich habe entschieden, mich sehen zu lassen.
Du sollst wissen, wer ich bin,
und ich lade dich ein, mit mir Gedanken zu bewegen
die das Leben braucht und die auch dich beflügeln können.

Inhalt

Widmung

Als Erfahrungsexperte in Sachen Stottern und als erfahrener Berater kannst du da sicher etwas Nützliches beitragen. So wie du den Aufbau vor dir siehst, scheint es mir sehr sinnvoll. Besonders gut und nötig sind dein väterlicher Stil und dein echtes Bedürfnis, zu helfen.

Es gibt noch immer viele Stotternde, die Orientierung suchen. Dies hier ist auch eine Anleitung zur eigenen Wahrheitssuche. Du stellst die Individualpsychologie Alfred Adlers in den Vordergrund deiner sinnhaften Überlegungen. Das ist nötig. Sie bereichert das Wissen und das Leben ungemein, verschafft uns Orientierung. Auch die Notwendigkeit der Ermutigung und Selbstermutigung kommt darin gut zum Ausdruck.

Herzlichst verbunden
Theo Schoenaker

Ein paar Gedanken voran

Derjenige, der als erwachsener Mensch stottert und sich entschieden hat, diese Seiten zu lesen, sollte sich in Ruhe auf die Darstellung von Empfindungen vorbereiten, die für Menschen mit einer Sprechbehinderung weitgehend das Leben bestimmen. Der Volksmund nennt sie kurzerhand „Stotterer“, doch die gibt es nicht, sondern nur Menschen, die gelegentlich stottern. Es bedarf einigen Mutes und der Fähigkeit, sich selbst gelassen aus der Vogelperspektive in Neutralität zu betrachten, um das Problem des Stotterns in seiner Ursache, der Art und Weise und seinen Auswirkungen zu erkennen, um alternative therapeutische Lösungen der Symptomatik angehen zu können.

Eine große Hilfe und Bereicherung, das Leben in eigener Verantwortung lebensbejahend und befreiend zu gestalten, steuern die Erkenntnisse der Individualpsychologie hierzu bei. Sie bieten die grundlegenden Möglichkeiten, dem Stottern in seiner Ursache näher zu kommen. Nur mit dem Wissen um die Ursache ist es möglich, Fortschritte im fließenden Sprechen zu erzielen. Es wird im Leben immer Probleme geben, weshalb es wichtig ist, ermutigt und selbstbewusst hilfreiche Lösungen dafür zu finden. In dieser mit allen Variationen ausgestatteten Welt, in die wir hineingeboren sind, wird in der Kindheit die Grundlage dafür gelegt, wie wir unser Leben gestalten werden. Frühkindliche Erfahrungen und davon abgeleitete Auffassungen führen zu Entscheidungen, die unseren Charakter bzw. unsere Persönlichkeit bilden und uns ein Leben lang begleiten.

Jeder Mensch ist einzigartig. Mit den eigenen gut entwickelten Fähigkeiten kann jeder mutig und gelassen seine Lebenserfahrungen und Meinungen selbstkritisch prüfen. Das gibt ihm Gelegenheit, nötig gewordene Veränderungen und Ziele zu erkennen, in den Gedanken bereit zu sein, dazuzulernen, um Schritt für Schritt im weiteren Leben voranzukommen. Vorurteile und Voreingenommenheit behindern jeglichen Blick darauf, hindern uns, entsprechend nach den vom Leben bestimmten Realitäten zu handeln.

Das fließende Sprechen

Die Sprache ist ein Mittel zum Ausdruck der Befindlichkeit. Ich kann fließend sprechen, das bewirkt: Ich werde angenommen, respektiert, angehört oder abgelehnt. Ich kann verkünden, informieren, kämpfen, führen, trösten, schmeicheln und auch lieben.

Dies ist die geistige Funktion des fließenden Sprechens: Die Gedanken lenken und bestimmen den fließenden Inhalt. Das ist eine reiche Gabe für das Gefühl der Zugehörigkeit zur Gemeinschaft und die Entwicklung der eigenen Fähigkeiten.

Das Stottern

Er oder sie stottert. Das ist erschreckend, witzig, krank – es wirkt nervös, hilflos, mitleiderregend, unfähig, dumm? Ich stottere und fühle mich minderwertig, verängstigt, behindert, erniedrigt, wertlos, benachteiligt, mutlos, zurückhaltend, einsam, angespannt, nicht zugehörig.

Dies ist die geistige Funktion des stotternden Sprechens: Die Gedanken bestimmen zwar auch hier den Inhalt, doch Sprechangst entsteht. Somit konzentrieren sich die Gedanken auf das Stottern, suchen nach Wortersatz, überprüfen den Inhalt, suchen das Ende des Sprechvorgangs, erkennen das Versagen – eine Zwangsjacke mit negativem Etikett.

Das Heute aus der Vergangenheit gewinnen

In unserem Leben ist die Vergangenheit unveränderbar besetzt mit wichtigen Erfahrungen und eingeprägten Meinungen aus der Kindheit. Im weiteren Leben kommen neue Erfahrungen, Bereicherungen und Probleme hinzu, die unsere persönliche Vergangenheit vergrößern und es uns in einem höheren Alter dann erlauben, dem Bild des Lebens einen Rahmen zu geben, um es zu vollenden.

Besondere Erfahrungen und Meinungen, die eine Basis für den weiteren Lebensweg bilden und die Entwicklung sowohl positiv als auch negativ lenken können, bestimmen unseren Werdegang. Diesen Erfahrungen besondere Aufmerksamkeit zu schenken, sollte in Gegenwart und Zukunft die Grundlage für den Platz im Leben und Orientierung für uns sein.

Die frühkindlichen Erfahrungen, die sich auf der Bühne des beginnenden Daseins wie Wurzeln eines jung gepflanzten Baumes ausbreiten und sich verankern, leiten die Nahrung für das stetige Wachstum weiter und bilden einen Stamm aus, um dann in Blüte und Frucht ihre Bestimmung zu finden.

Ich möchte hier meine Lebenserfahrungen – die im engen Zusammenhang mit einem Menschen stehen, der stottert – in ihrer Entstehung, ihrem Vorgang, Erlebnis und Ereignis, ihrer Erkenntnis, Übung und Begegnung wiedergeben, ohne dabei perfekt sein zu wollen. Möge derjenige, der Interesse zeigt, seine Erfahrung bereichern.

Mein aktueller Standpunkt: Leben mit dem Stottern

Meines Wissens und meiner nun schon jahrelangen Erfahrung zufolge beginnt das psychische Stottern niemals bei einem erwachsenen Menschen. Auch in der Veranlagung eines Kindes, sei es bereits im Mutterleib oder später in der Kinderwiege, kann das Stottern nicht als ursprünglich erkannt werden. Wer Gegenteiliges behauptet, hat selbst noch nie gestottert, vermutet eventuell ein wundersames und störendes Geschehen oder ist auf der Suche nach anatomischen Fehlern. Er sollte den Versuch unterlassen, einen stotternden Menschen fließendes Sprechen zu lehren, um ihn vor weiteren Rätseln und noch mehr täglich auf ihn einwirkenden Problemen zu bewahren.

Wenn der Motor eines Autos stottert, kann es für die weitere Nutzbarkeit des Autos hilfreich sein, einen Kfz-Mechaniker mit dessen Reparatur zu beauftragen. Der Mensch allerdings ist keine Erfindung von Konstrukteuren und benötigt keine Reparatur mechanischer Art an Ventilen und Stellschrauben.

Es ist erwiesen, dass nahezu jeder jugendliche und erwachsene stotternde Mensch die Worte in seiner erlernten Muttersprache kennt und somit keine Hilfeleistungen oder auch Vorbeter benötigt. Auch derjenige, der stottert, wird Worte nach seinem Verständnis und seinen Wünschen für seinen Gebrauch verwenden, um sich mitzuteilen, um gehört und verstanden zu werden. Es ist eine Tatsache, dass jeder Mensch, der stottert, auch fließend sprechen kann, sofern keine körperliche Beeinträchtigung der Sprechorgane vorliegt.

Hat ein gestörtes Sprechen allerdings eine anatomische Ursache, kann dies mit medizinischen Möglichkeiten abgeklärt und behandelt werden.

In vielen Praxen, Instituten und auch in der Literatur stapeln sich die Angebote, das Geheimnis des psychischen Stotterns zu lüften, ein fließendes Sprechen zu trainieren und zu erreichen. Nicht selten wird die Ursache des Stotterns als Schuld anderer identifiziert und so für den Betroffenen eine falsche Fährte gelegt. Dies kann letztlich völlige Hilflosigkeit und auch Frustration bewirken. Weil das eigene Mitwirken am blockierenden Sprechen nicht erkannt und nicht akzeptiert wird, sieht sich der Betroffene kaum dazu veranlasst, dafür Verantwortung zu übernehmen.

In allen Phasen der Versuche, das Stottern durch Sprechübungen in ein fließendes Sprechen umzuleiten, werden falsche Hoffnungen geweckt und wird psychischer Druck auf den Betroffenen ausgeübt, der letztendlich nur das Symptom des Stotterns zu verdrängen lernt, was kurzfristig zwar erfolgreich erscheint, aber die psychische Stabilität eines doch ansonsten gesunden Menschen herabsetzt und letzten Endes Versagensängste in nahezu allen relevanten Sprechsituationen hervorruft.

Dies sind zumindest die Erkenntnisse aus meinen Erfahrungen.

Mein erreichtes Verständnis

Meine Stimme, meine Sprache, Singen und mit einer Gruppe Gedichte vortragen, verhelfen mir zu der Gewissheit, kein Stotterer zu sein, eher ein Mensch, der in bestimmten Situationen gelegentlich stottert. Um eine für mich annehmbare Ursache des Stotterns zu ermitteln, ist es wichtig, auf mein Verhalten zu schauen. Um meinen Bedürfnissen, Wünschen und Vorstellungen die Orientierung auf die gewohnten und erstrebenswerten Lebensziele zu ermöglichen, auch wenn diese Ziele nicht immer vorteilhaft, förderlich und hilfreich sind für eine befreite, selbstbewusste und erfolgreiche Lebensgestaltung.

So lässt sich für mich ableiten, dass Stottern sehr stark mit Verhaltenszielen verbunden ist, die im Unterbewusstsein gespeichert sind und in nahezu allen Lebenssituationen nach Erfüllung streben. In meinem erwachsenen Umfeld, in der Gemeinschaft mit anderen, sind die früh in der Kindheit gefassten Meinungen mit Aufmerksamkeit und verständnisvollem Blick gut erkennbar. So erklärt sich ein problematischer Zugang zur kommunizierenden Gemeinschaft. Der Abstand in der Kommunikation zu anderen Menschen, der je nach Erfahrungen klein oder groß sein kann, bestimmt mein Leben mit anderen Menschen.

Mein Dilemma ist die irrationale Forderung an die Gemeinschaft der anderen: Das Stottern, meine frühkindliche Entscheidung, ist ein Hinweis, ein Gebot, zudem auch eine Forderung an die anderen, meine Bedürfnisse und Erwartungen zu beachten und zu erfüllen. Diese irrationale Zielstellung enthält zugleich eine Kampfansage an die Gemeinschaft – ein Kampf, der nicht zu gewinnen ist.

Ein rationaler Gedanke

Da ich die Funktion der Blockierung des Sprechens selbst steuere, bedarf es eines guten Basiswissens, die Ziele der Blockierung in meinen kindlichen Verhaltensmustern zu erkennen, um Alternativen dazu entwickeln zu können. Es ist notwendig, Vertrauen zu meinen Fähigkeiten zu finden, ja, mit Mut den versäumten oder verdrängten weiteren Lernprozess des fließenden Sprechens aus der Kindheit neu zu bedenken, aufzulegen und zu trainieren, um die nötigen Grundlagen für das normale fließende Sprechen zu schaffen.

Verantwortung für ein fließendes Sprechen hat immer der Redner selbst im Vertrauen auf seine guten Fähigkeiten und Eigenschaften. Sprechen ist und bleibt nur das Vertonen von Gedanken. So könnte auch eine Feststellung begründet werden, dass Gedanken bereits stottern.

Es ist eine Tatsache, dass Gedanken bewusst oder unbewusst viele Funktionen des Körpers steuern. Das Verändern der mit fruhkindlichen Erfahrungen, Ängsten und Meinungen belagerten Gedanken setzt den absoluten Willen und die Bereitschaft voraus, in das Erwachsensein zu blicken, die Realitäten des Lebens wahrzunehmen und durch das Dazulernen neue Wege zu gehen.

Eine allumfassende aktive Ermutigung für sich selbst und im Gleichklang mit anderen – ein Grundgedanke der Individualpsychologie – sollte dabei einen besonderen Raum im Leben einnehmen. Ermutigung kann im großen Maßstab aber auch ganz klein und reichlich in allen Lebensbereichen einen Platz finden. Sie steht immer vor der Tür und bittet in allen Lebenssituationen um Einlass. Ermutigung ist ein wichtiger Baustein für den Aufbau von Selbstachtung und Selbstvertrauen.

Der Gedanke, gut genug zu sein, bildet den Nährboden für die eigene weitere Entwicklung, um sich den Lebensaufgaben Arbeit, Liebe und Gemeinschaft zu stellen und in ihrer täglichen Erfüllung verbessern zu können.

Kindheit – der Start ins Leben

Begleitende Gedanken aus der Individualpsychologie

Ich stelle mir vor und bin festen Glaubens daran, dass ein neu geborenes und heranwachsendes Kind seine psychischen Eigenschaften und Fähigkeiten in einem ermutigten Umfeld gut, selbstbewusst und störungsfrei entwickelt. Die Verhaltensweisen der Eltern, Betreuer und weiterer Menschen, die dem Kind während seiner Entwicklung in ihrer Unterschiedlichkeit begegnen, sind der Antrieb, der Motor für die Fahrt in die Welt.

Wenn wir ein Kind darin unterstützen,
dass es sich sicher
und angenommen fühlt,
dass es spürt,
dass sich jemand
wirklich tief für es interessiert,
beeinflussen wir
die ganze Persönlichkeit dieses Kindes
und die Art und Weise,
wie es das Leben sieht.

Magda Gerber

Es ist eine bestehende und gesicherte Erkenntnis, dass ein Kind auch schon in jüngsten Jahren in seiner psychischen Entwicklung bereits ein eigenständiges und zielbewusstes Wesen ist und eigene, wenn auch unbewusste Entscheidungen für sich trifft, ganz gleich, ob sich diese nun positiv oder negativ auswirken.

Das Samenkorn eines Baumes trägt die Eigenschaften seiner Art und die Form seines Wachstums in sich – zusammen mit der Fähigkeit, unter den Einflüssen seiner besonderen Umwelt zu bestehen. Unaufhaltsam strebt der Keimling aus dem Samenkorn nach oben mit dem Ziel, in der Gemeinschaft der Bäume seinen Platz zu finden. Nur außergewöhnliche Bedingungen der Umwelt können dem Wachstum Grenzen setzen, Blüte oder Frucht des Baumes beeinträchtigen.

Wie sollte das Kind in seinem weltlichen unerfahrenen Dasein auf der Bühne des Lebens die positiven und negativen Auswirkungen seines Handelns von vornherein wissen und erkennen? Jede Stunde, jeder Tag ist ein neuer Schritt in das noch unbekannte Leben und eine Erfahrung im Überleben. Ob gut oder böse, ob tauglich oder untauglich, ob hilfreich oder unnütz, ob sinnvoll oder verwerflich – all das sind Kriterien, die das Kind noch nicht versteht. Es kann nur etwas aus dem vorhandenen Angebot annehmen, das ihm in seiner Unerfahrenheit als sinnvoll erscheint.

Welche Entscheidungen für ein grundlegendes Lebensprogramm wird ein Kind wohl anstreben und treffen, um seine Bedürfnisse und Ziele zu erreichen, um einen bzw. seinen Platz in einer gegebenen Gemeinschaft zu finden und letztendlich auch zu behaupten? Das ist eine Frage, die erst Jugendlichen ab ca. 15 Jahren überhaupt bewusst wird. Die Grundbedürfnisse im Leben sind Anerkennung, Liebe, Zuneigung und das Gefühl der Gleichwertigkeit. Ihre Befriedigung wird sicher immer angestrebt werden. Erfüllen sich diese Wünsche, hilft das jedem Menschen, sich als wertvoll zu erkennen.

Stottern – warum?

Ein bleibendes Problem entsteht

Nun, was hat dies alles mit dem Stottern in seiner Entstehung und Ausprägung im Erwachsenenalter zu tun? Stimme und Sprache gehören mit zu den wichtigsten Fähigkeiten, die ich als Mensch besitze, um mein Leben in jeder Beziehung verantwortungsvoll zu gestalten. Sie befähigen mich, in die Gemeinschaft aufgenommen, dort akzeptiert, verstanden und als wertvolles Mitglied anerkannt zu werden. Kinder erzeugen durch anfängliches Stottern oftmals einen Schock bei den Eltern und Personen in ihrem Umfeld, wodurch eine umfassende Aufmerksamkeit und Zuwendung eintritt und dadurch das unbewusste Ziel des Kindes erfüllt wird. Der kurzfristig als Erfolg empfundene, sich aber langfristig als Hindernis herausstellende Irrtum des Kindes verleitet es zunächst, das Stottern beizubehalten.

Wird das Ziel der Aufmerksamkeit und Zuwendung durch ein störendes Verhalten im Sprechen nicht erreicht oder wissentlich von den Erwachsenen ignoriert, wird auch das stotternde Kind seine Verhaltensweise zunächst zwar noch verstärken, irgendwann aber gezielt ändern, um andere Möglichkeiten der Artikulation seines Willens als das Stottern zu nutzen. Beweise für diesen Vorgang sind häufig zu finden. Das kann der Hinweis darauf sein, dass das Stottern ein Symptom ist, das bei ausbleibendem Erfolg durch anderes Verhalten und Symptome ersetzt werden kann.

Mit fortschreitendem Alter eines stotternden Kindes wird das Stottern zu einem tief greifenden, unerträglichen Problem, einer ausgeprägten dauerhaften Verhaltensstörung und einer zwanghaften Behinderung. Im Umgang mit anderen kommt es zu Reaktionen wie Mitleidsempfindungen, Kontaktstörungen und Verspottung. Das sind weitere Auslöser für die eigene Sprechangst, Druck, Unsicherheit, Hilflosigkeit, vermindertes Wertgefühl mit nachfolgendem Rückzug in die Einsamkeit und in ein Leben als Außenseiter in unserer Gemeinschaft.

Sprachbehandlungen werden zum Mittelpunkt des Lebens, ohne dass die auslösenden, bedeutenden und anhaltenden Ursachen des Stotterns analysiert werden, um durch Aufklärung dieser Ursachen eine hilfreiche alternative Denk- und Verhaltensweise aufzeigen zu können. Wie könnte diese Alternative für ein fließendes Sprechen bei erwachsenen stotternden Menschen angegangen werden?

Ich möchte dich einladen, eine alternative Erfahrung aus meinem Stotterer-Leben in deine Gedanken einfließen zu lassen.

Meine Mutter, mein Vater – die Bühne des Lebens

Ein Theaterstück im Leben von Frau und Mann beginnt. Die Suche führt uns zu dem Verhältnis, in dem Menschen ihre ureigene Berufung zur Erhaltung der Menschheit finden – es beginnt mit dem Schritt zum Zusammenleben von Frau und Mann, bevorzugt in der Ehe. Auf der Bühne des Lebens öffnet sich der Vorhang und gibt den Blick frei auf einen Weg in die Zukunft, der zunächst bedeutet: Gemeinsamkeit für den Standort der Liebe und Zufriedenheit, Aufbau im Sinne des Gedankens an Gemeinschaft, das Finden oder Schaffen eines Ortes der Arbeit, um für die Existenz der Gemeinschaft sorgen zu können und somit einer wichtigen sozialen Struktur in gemeinsamer Verantwortung gerecht zu werden, die es erlaubt, sich den Aufgaben des Lebens zu stellen.

Klementine und Adolf hatten sich auf der Bühne des Lebens zu einer Premiere entschieden. In der Ehe wollten sie ihrem Zusammensein für die Zukunft einen bedeutsameren Sinn geben. Sie hatten diese Gemeinsamkeit als Standort ihrer Liebe und Zufriedenheit gewählt, für den Aufbau ihrer Gedanken zur Gemeinschaft, den Ort der Arbeit für ihre Existenz und um in gemeinsamer Verantwortung den Aufgaben des Lebens gerecht zu werden.

Mein Leben beginnt

Im Jahr 1943, in einer Zeit, wo viele Menschen auf dieser Welt sich in Feindschaft und Krieg für einen wahnsinnigen und vernichtenden Umgang miteinander entschieden hatten, wurde ich geboren. Mein Auftritt startete auf der Bühne von Klementine und Adolf, wo bereits mein Bruder aus dem Vorleben meiner Mutter einen Platz besetzt hielt. Sicherlich war meine Ankunft und die Teilnahme in der Familie gewünscht, willkommen, eine Bereicherung der Familie, ganz sicher ein Erfolg des sexuellen Beisammenseins meiner Eltern, womöglich auch in Liebe und Zärtlichkeit. Es geschah zu einer Zeit, in der meine kleine Familiengemeinschaft vermutlich in Sorge und Angst lebte – ich weiß es nicht.

Über meine ersten Lebensjahre konnte ich durch Überlieferungen erfahren, dass ich stets in Kissen gepackt in der Ecke einer Bank saß, mich dort ruhig und still verhielt. Stets war ich mit genügend Nahrung versorgt, die für mein körperlich rundes Aussehen sorgte. Es könnte sich um eine Phase in der Ehe meiner Eltern gehandelt haben, in der ihre Sorgen um unser Überleben derart groß waren, dass meiner Anwesenheit nur wenig Aufmerksamkeit geschenkt werden konnte. Könnte es sein, dass diese Lebensphase meine spätere Entwicklung bereits entscheidend geprägt hat?

Bewusste Erinnerungen an diese Zeit habe ich nicht. Beschränkte sich mein Dasein auf diese kleine Eckbank-Welt, ohne dass ich eine erweiterte Umwelt kennenlernen und erleben durfte? Ich war doch ein menschliches Wesen mit sicherlich entwicklungsfähigen Eigenschaften und Fähigkeiten, ohne mir dessen allerdings bewusst zu sein, auch wenn ich mir heute viele Gedanken darüber mache. Konnte ich damals bereits fühlen, Teil einer menschlichen Welt zu sein?

Frühe Erinnerungen – ein Rückblick

In meiner ganzheitlichen Betrachtung lassen sich für mich keine lebensbejahenden Werte im Zusammenleben mit meiner Familie finden. Ich war da, hatte einen Namen, wurde mit allem Lebensnotwendigen versorgt, war nur das Kind meiner Eltern, in Bedeutung und Beachtung eine Art fünftes Rad am Wagen.

Mein Vater war ein großer starker Mann, zu dem ich keinen Bezug hatte und dem ich immer möglichst schnell aus dem Wege ging, ein Mann, der sehr stark stotterte und sich dem Alkohol zugewandt hatte. Ich erinnere mich nicht daran, von meinem Vater jemals angesprochen worden zu sein und meinen Namen von ihm gehört zu haben. Wurde mir deshalb das Stottern wichtig, um von ihm anerkannt und geliebt zu werden? Ich weiß es nicht.

Meine Mutter erschien mir immer besorgt, aktiv und in Zeitnot. Sie war nahezu ständig unterwegs, um für die Existenz der Familie zu sorgen, schließlich hatte sie noch ihr erstgeborenes Kind, das bei meinem Großvater lebte und ebenfalls mitversorgt werden musste. An einen Platz auf ihrem Schoß, an eine Umarmung, daran, jemals ihre Wangen berührt zu haben, kann ich mich nicht erinnern. Ohne viel Ansprache wurde ich von einer älteren Frau behütet, die meine Mutter engagiert hatte.

Mit meinem um ein Jahr älteren Halbbruder hatte ich nur sehr selten Kontakt. Er wurde von meinem Vater im Bereich unserer Familie nicht geduldet.

Ursachen meines Stotterns

1. Ein unbewusstes Erlebnis vor meinem vierten Lebensjahr?
Wie ich aus Erzählungen von Verwandten und Bekannten weiß, wurde ich in den ersten Lebensjahren von meinen Eltern in Kissen gepackt, in die Ecke einer Eckbank gesetzt, mit allem Lebensnotwendigen versorgt und dann allein gelassen. Ich verhielt mich angeblich ruhig und war pflegeleicht.

Mögliche Folge daraus aus meiner Sicht: Ich war allein und mir fehlte die Aufmerksamkeit. Ich wurde nicht beachtet, fand keine Zuwendung, keine Zuneigung und keine Ansprache. Ich fühlte keine Zugehörigkeit und Nähe, vermisste einen liebevollen Umgang.

2. Erlebnis aus meinem vierten Lebensjahr
Mein älterer Bruder war bereits in der ersten Klasse der Volksschule. Ich hatte den starken Wunsch, auch in die Schule zu gehen. Es kam durch meine Mutter zustande, dass ich in der ersten Reihe des Klassenzimmers sitzen durfte. Ich war im Klassenzimmer mit anderen Schülern zusammen, fühlte mich angenommen und ihnen zugehörig. An meinem zweiten Schultag verspürte ich während des Unterrichtes Hunger und begann, mein mitgebrachtes Brot zu essen. Daraufhin wurde ich nach Hause geschickt. Ich war traurig und fühlte mich abgelehnt.

Mögliche Folgen daraus aus meiner Sicht: Ich wurde nicht akzeptiert, sondern abgelehnt, aus der Gemeinschaft ausgeschlossen und war somit allein.

3. Erlebnis aus meinem fünften Lebensjahr

Mein Vater lag im Bett und schlief. Meine Mutter saß mit mir nebenan im Zimmer an ihrer Nähmaschine. Sie erteilte mir den Auftrag, mich leise und kriechend in das Schlafzimmer zu bewegen, um dort die Geldbörse meines Vaters aus dessen Hose zu holen. Ich hatte große Angst, von meinem Vater entdeckt zu werden. Auf halber Strecke war meine Angst so groß, dass ich ohne den Geldbeutel umkehrte. Meine Mutter beschimpfte mich als einen Versager, der nichts wert sei.

Mögliche Folgen draus aus meiner Sicht: Ich war mit meiner Angst allein, wurde zum Versager auf halber Strecke und daher abgelehnt.

4. Erlebnis aus meinem fünften Lebensjahr

Ich war bei meinem Großvater, wo sich auch mein Bruder aufhielt. Als es abends finster wurde, hörte ich von meinem Großvater die Worte: „Verschwinde! Geh heim und bleib zu Hause." Der Weg nach Hause, allein in dunkler Nacht, war für mich ein Weg durch die Hölle. Auch im Elternhaus war ich allein und die Stille wurde mir unerträglich. Ich erinnerte mich an die Bilder und Horrorgeschichten aus dem Kinderbuch *Der Struwwelpeter*. Ich saß still und starr allein in der Küche bei stetigem Blick zur Tür und wartete angsterfüllt auf meine Mutter.

Mögliche Folgen daraus aus meiner Sicht: Ich wurde abgelehnt und fortgeschickt, blieb nachts in großer Angst allein.

5. Erlebnis aus meinem sechsten Lebensjahr

Eines Tages rief mich meine Mutter in den frühen Morgenstunden aus dem Bett mit den ungewohnt freundlichen Worten: „Komm, ich habe etwas Schönes für dich!" Ich kam und sie zeigte mir meinen in der Nacht geborenen jüngeren Bruder. Enttäuscht und weinend kehrte ich in mein Bett zurück.

Mögliche Folgen daraus aus meiner Sicht: Ein anderer nahm nun meinen Platz ein, wurde geliebt und bevorzugt.

6. Erlebnis aus meinem sechsten Lebensjahr
Ich durfte in den nächtlichen Stunden mit meiner Mutter länger wach bleiben und ihr helfen, Kleider in Ordnung zu bringen. Ich durfte bügeln und tat es gern.

Mögliche Folgen draus aus meiner Sicht: Ich freute mich, gebraucht und angenommen zu werden. In meinem späteren Leben hatte ich immer den Wunsch, den Beruf des Schneiders zu erlernen.

Beginn des Stotterns

Es wäre müßig, vielen weiteren Geschehnissen und Erfahrungen aus der frühen Kindheit in dieser Art Bedeutung zu geben. Waren es doch kindliche Erfahrungen, die nicht von Zugehörigkeit, Angenommensein, Liebe und Zuwendung geprägt waren. Erfahrungen führen zu Meinungen, die dann entweder zur Rebellion veranlassen oder ein angepasstes Verhalten einleiten, um angenommen und beachtet zu werden. Obwohl es mir nicht bewusst war und sich offenbar schleichend vollzogen hat, muss zu dieser Zeit mein Stottern begonnen haben. Ein Mittel zum Zweck?

War es der Drang, der Einsamkeit zu entkommen, eher beachtet zu werden, mehr Zuwendung und Zuneigung zu erhalten, Aufmerksamkeit zu gewinnen, um in der Familie einen Platz zu haben, mich zu ihr gehörig fühlen zu können? Haben meine Erfahrungen mit der Angst Unsicherheit in meine Entwicklung gebracht, sodass in meinen Gedanken der Atem stockte und ein verängstigtes Sprechen das Stottern erzeugte? Ich hatte mich in meiner damaligen Lebenssituation wohl für das Stottern entschieden, um beachtet zu werden. Es schien mir ein Leichtes zu sein, die häufig erlebten Gefühle einer blockierenden Angst, die oft erlebte gebrochene Erwartungshaltung in das Sprechen zu integrieren.

In den vielen Lebenssituationen der früheren, aber auch späteren Kindheit, wo ich nicht beachtet, allein gelassen und nicht gefragt wurde, wo ich keine Sprache zum Antworten benötigte, stockte mir auch der Atem. Die Worte, die ich in meinen Gedanken und Gefühlen bewegte, kamen nicht artikuliert zum Ausdruck oder schienen sogar zurückbleiben zu wollen. Mir war, als hätte ich einen Presslufthammer verschluckt. Dieser sich immer öfter wiederholende Vorgang erregte nun auch die Aufmerksamkeit von Mutter und Vater, von Verwandten und Bekannten. Kam mit meinem Stottern etwa eine neue Art des Ausdrucks in die Welt, die mich wichtig werden ließ, die mein Dasein durch die Aufmerksamkeit der anderen bestätigte und durch die ich nun erleben durfte, gesehen und gehört zu werden, überhaupt stärker beachtet zu werden? Ich hatte in der Tat das Gefühl, durch mein Stottern erfolgreich zu sein.

Stottern

Ein irrationales Tun erreicht ein rationales Ziel, das lebenslang zur Wunde wird

Mit der Vermutung und in schwacher Erinnerung dessen, was in der damaligen Phase meines Lebens geschah, wissend, dass ich mir das Stottern in der Kindheit offenbar ausgesucht hatte, kommt mir heute der Gedanke, dass sich der Ausbruch des Stotterns möglicherweise schon lange in mir vorbereitet hatte, gewissermaßen vorgesehen war. War dieser Ausbruch ein notwendig gewordener Schritt meiner Entwicklung in der Folge längerfristig angestauter kindlicher Bedürfnisse, Erfahrungen und Auffassungen, um meine unbefriedigende Lebenssituation bewältigen zu können?

War in der frühkindlichen Phase ein Krieg der Empfindungen und Gedanken in mir ausgebrochen, durch den mir das Stottern zur Waffe geriet, das somit ein deutliches Zeugnis oder gar Signal meines Daseins wurde? War dies ein unbewusster Hilferuf? Und waren die Reaktionen darauf eine Bestätigung für mich, dass ich lebte? Sollte das Stottern mir den Weg in die Gemeinschaft eröffnen, um dort die mir fehlende Zuneigung und Liebe zu bekommen?

So wurde das Stottern für mich zu einer unblutigen Wunde, die nie mehr verheilen sollte.

Aus der Sicht von heute: Das Leben geht weiter

Hast du jetzt auch dein Ziel erreicht,
das Ziel ist es, den Weg zu finden,
den Weg, der deinem Leben gleicht:
dem Leben zarte Bande binden.

Es schien so, als würde sich der Weg zu einem Platz im Leben festigen. Ich wurde nun, wenn auch besorgt, gesehen und angesprochen, wurde angestoßen, mein Sprechen doch langsamer zu vollziehen, stets beim Sprechen ruhig zu bleiben. Ich erregte durch mein Stottern Aufmerksamkeit. Die Blicke richteten sich auf mich, man hörte mir zu, wenn auch in angespannter Weise. Öfter hörte ich nun meinen Namen. Ich fühlte mich, trotzt der besorgten Blicke und Äußerungen, in der Gemeinschaft aufgenommen und angekommen.

In Gesprächen meiner Eltern mit Verwandten und Bekannten wurde mein Stottern wahrgenommen, erörtert und als eine unglückliche Tatsache beurteilt. Von meiner Mutter wurde ich geschützt und dazu angehalten, in der Gemeinschaft möglichst nicht dabei zu sein. Verrichtungen wie zum Bäcker gehen, Besorgungen meiner Eltern in der dörflichen Gemeinschaft erledigen und alle Situationen, in denen das Sprechen erforderlich war, musste nun mein älterer Bruder auf sich nehmen. Meine Aufgaben beschränkten sich immer mehr auf den familiären und häuslichen Bereich, den ich aus meiner früheren Kindheit bereits gut kannte.

Es kam der Tag, an dem ich regulär erstmals die dörfliche Volksschule besuchte. Hier begann ich, mich in die Gemeinschaft anderer einzufügen, was mir sehr guttat. Meine Einsamkeit in der Familie war somit beendet. Ich empfand es als befreiend, unter anderen meinen Platz zu haben und ich war bereit, in diesem neuen schulischen Umfeld meinen Anteil zu leisten. Besondere Erinnerungen an die ersten Jahre ich der Schule habe ich nicht mehr.

Anscheinend war ich ein sorgloser Schüler und den Anforderungen gewachsen. In späteren Jahren konnte ich die Angriffe der Mitschüler in Bezug auf mein Stottern gut verteidigen.

Stottern ist ein markantes Tun, sich selbst zu behindern, dadurch aber in der Gemeinschaft immer Aufmerksamkeit zu erreichen. Auf Veranlassung meiner Eltern kam ich im Alter von acht Jahren in eine Universitätsklinik, wo mein Stottern ernsthaft behandelt werden sollte. Die medizinische Untersuchung, u. a. die Entnahme von Rückenmark und Gehirnwasser, sind mir noch in schmerzlicher Erinnerung. Weitere sechs Wochen verbrachte ich anschließend mit Sprechübungen in einer Gruppe mehrerer junger Mitpatienten.

Nach einem weiteren Jahr wurde ich dann wöchentlich von einem angeblichen Sprachheiler behandelt. Dabei lag ich auf dem Rücken. Der Sprachheiler drückte mir stetig mit beiden Händen auf den Bauch, um dadurch meine Sprechblockaden zu beseitigen. Es vergingen mehrere Jahre, in denen mir das Stottern beim Leben in der Gemeinschaft viele negative Erfahrungen bescherte.

Als die berufliche Ausbildung begann, bot mein Stottern im Umgang mit anderen stets einen Anlass, bemitleidet, belächelt und als Außenseiter betrachtet zu werden. Meine Fähigkeiten im praktischen Planen und Handeln wurden nun vorrangig, um in der Gemeinschaft Anerkennung zu finden. Eigene Gedanken zu den gesammelten Erfahrungen und Vermeidungsstrategien brachten mich dazu, dass ich mich allmählich aus der gegebenen Gemeinschaft zurückzog und mich im Alleingang meinen besonderen Eigenschaften widmete, um weitere Fähigkeiten zu entdecken und weiterzuentwickeln.

Das Stottern wurde für mich immer mehr zu einem Weg in die Sackgasse der Einsamkeit. Das Wissen darum, für mich nun selbst verantwortlich zu sein, war Anlass genug, selbstständig nach Hilfe zu suchen. Der Besuch bei einem Nervenarzt endete enttäuschend. Eine logopädische Behandlung mit Sprechübungen führte bei mir zu noch mehr Druck und Sprechangst in Situationen, wo ich meine Gedanken in Worte fassen musste. Letztendlich wurde ich in einer Zeitschrift auf Hilfe durch Hypnose aufmerksam und besuchte des Öfteren die in weiter Ferne gelegene Praxis. Doch außer Unverständnis und reichlichen Kosten wurde dadurch keine Besserung für mich erkennbar. Als ich dann eine ältere Dame kennenlernte, die Gesangslehrerin war, wurde mein Sprechen durch ihre Behandlung zwar nicht fließender, doch überraschte sie mich durch ihre Anregung, mit meiner besonderen Stimme das Singen zu erlernen.

Schließlich scheiterten meine Aktivitäten, mir wegen des Stotterns helfen zu lassen, an der Fachliteratur, zu der mir das Lateinverständnis fehlte, sodass die Sprache der Mediziner endgültig meine Motivation begrub.

Mein Streben nach einer beruflichen Weiterbildung, um von der handwerklichen auf eine technische Ebene wechseln zu können, wurde mir nun wichtiger und der sich einstellende Erfolg bereicherte mein Leben enorm. Nach meiner Eheschließung rückte dann auch der veraltete dubiose deutsche Gedanke in den Vordergrund, im Leben einen Baum pflanzen, ein Haus bauen und einen Sohn zeugen zu müssen. Nach der Geburt meines Sohnes, folgte zwei Jahre darauf die Geburt meiner Tochter, sodass damit eine Familie gegründet war.

Habe ich die Ursache meines Stotterns erkannt?

Mein Stottern begann in der Kindheit – es lag in der Ursache keine Krankheit vor. Niemand hat mir das Stottern verordnet. Ich habe mich in der Kindheit, ohne das Wissen um dessen positive oder negative Auswirkungen dafür entschieden. Ich tue es nun offensichtlich selbst. Ich erkenne, dass es dafür auch keinen anderen Menschen gibt, der einen Anteil von Schuld daran trägt. Ich selbst habe mich dazu entschieden.

Es liegt in meiner Verantwortung und meiner weiteren Entscheidung, zu stottern oder diesem tief verwurzelten Verhalten mit neuen, friedfertigen Gedanken dem Wachstum eine veränderte Richtung zu geben. Nach meinem Verständnis habe ich durch Kenntnisse über die Grundsätze der Individualpsychologie erkannt, dass es für einen Menschen, der aus Angst davonläuft, keinen Sinn ergibt, seine Füße zu heilen, ebenso wenig wie das Symptom des Stotterns durch das Vorsprechen und Nachsprechen einzelner Wörter oder das Aufsagen des Alphabets in ein fließendes Sprechen gewandelt werden kann.

Für mich stellt sich die Frage: Was hat sich in der Phase meines jungen Lebens unter dem Gesichtspunkt meiner Entscheidungen entwickelt? Sollen diese Entscheidungen ein unveränderbarer Weg meines Lebens sein? Einer wissenschaftlichen Erkenntnis zufolge haben Kinder bereits während ihres Daseins als Embryo und Baby Bedürfnisse und treffen daraufhin Entscheidungen, deren Folgen sie nicht kennen und somit auch nicht bewerten können.

Heute kann ich meine frühe Lebensphase aus einer Vogelperspektive betrachten und meine persönliche Schlussfolgerung daraus ableiten, dass mein Stottern Signal oder Appell dazu war, mir Beachtung und Aufmerksamkeit zu schenken. Im Stottern als der besonderen Art, mich zu äußern, war doch die natürliche menschliche Veranlagung des Einforderns von Geben und Nehmen vorhanden, um die eigene Bedeutung und Entwicklung erfahren zu können. Kurz: um mein individuelles Leben zu behaupten und nicht nur ein lebender Körper zu sein.

Ich wage nun die wissenschaftliche These aufzugreifen, dass ein gesund geborenes Kind menschliche Zuwendung benötigt wie die Pflanze das Sonnenlicht, um nicht zu verkümmern und einzugehen. Wird ihm diese Zuwendung versagt, fördert das die Bereitschaft, dass es für sein Überleben notwendigerweise auch den psychischen Kampf durch auffälliges Verhalten aufnimmt. Sollte dann das Sprechvermögen das schwächste Glied in der Kette der Körperfunktionen sein, so wird das Stottern als Mittel zum Zweck – wenn auch als ein irrationales Mittel – dem Kind viele Bedürfnisse erfüllen, was sich im späteren Leben jedoch leider als verhängnisvoll erweisen wird.

In der Wahrnehmung meiner heutigen Empfindungen und Gedanken bewirkt diese Hypothese in mir Gelassenheit und Ruhe sowie in Sprechsituationen sogar ein eher bewusstes und fließendes Sprechen. In der Reflexion heutiger Gedanken und früherer Erinnerungen schließt sich der Kreis in der Gewissheit, dem Stottern nicht hilflos, also ohne Kenntnis der Ursachen, ausgeliefert zu sein.

Stotter-Gruppentherapie für Erwachsene – ein Angebot

Ein Bericht in der Tageszeitung weckte mein Interesse: In naher Umgebung meiner Heimat hatte sich das Ehepaar Antonia und Theo Schoenaker am Rande eines bekannten Kurortes niedergelassen. Mich interessierte dieses Angebot, diese Möglichkeit, dieses Geschenk in heimatlicher Nähe auf Anhieb und ich beschloss, sofort Kontakt dorthin aufzunehmen. In meinem fortgeschrittenen Alter nahm ich somit eine letzte sich bietende Chance wahr.

Nach einigen Wochen erschien ich zum Termin der Vorbesprechung. Zu meiner Freude wurde ich in dem Institut nicht von Personen in weißen Kitteln empfangen. Ich wurde ohne statistische Aufnahmeregularien in ein Zimmer begleitet, das einem Wohnzimmer glich, kein bürokratischer Schreibtisch mit Stühlen davor und dahinter. Ohne viele Worte erhielt ich einen Schreibblock mit Kugelschreiber und wurde gebeten, eine Kindheitserinnerung aus meinen ersten sechs Lebensjahren aufzuschreiben. Ich wurde lediglich nach meiner Kindheit befragt, nicht nach erlittenen Krankheiten, und dies ohne einen praktischen Beweis meines Stotterns liefern zu müssen.

Das war ein ermutigendes Erlebnis. Ich war dort kein Patient, sondern wurde nach meinem Leben als Mensch auf der Suche nach Lösungen meines Stotterproblems befragt. Nach dieser Begegnung und der darauf folgenden Wartezeit wurde ich in eine in zeitlichen Abständen stattfindende Gruppentherapie aufgenommen.

Gruppentherapie auf Grundlage der Individualpsychologie

Nach vielen Jahren möchte ich heute meine Teilnahme an diesen Sitzungen nicht mehr als Therapie bezeichnen, eher als ein Erlebnis und einen Lernprozess für das Leben. Es war ein großes Glück für mich, dabei gewesen zu sein, ja, sogar eine neue gedankliche Heimat gefunden zu haben. Die Grundlagen dafür bildeten die Erkenntnisse der Individualpsychologie, die in eindrucksvoller und anwendungsnaher Weise von Theo Schoenaker vermittelt wurden. Entspannung und tief greifende Rollenspiele fanden unter Anleitung von Antonia Schoenaker in einer familiären Atmosphäre statt. *Wir alle sind Kinder in einer alternden Haut.* – Dieser Gedanke erfuhr hier seine Begründung.

Ich war beeindruckt vom Kennenlernen mehrerer stotternder Menschen und der Einzigartigkeit der Persönlichkeit eines jeden von ihnen, die in der Kindheit ihren Ursprung hat, gepaart mit dem jeweiligen Verständnis der Ursache des Stotterns, das sich bei jedem in einzigartiger Form zeigte. Das Erlebnis, die Gedankenwelt der Individualpsychologie durch Theo zu erfahren, veränderte meine bisherigen Vorstellungen und Bemühungen.

Das Stottern rückte nun in seiner Wichtigkeit an die zweite Stelle in meinem Leben. Es wurde wichtiger, der nahezu unerträglichen Hilflosigkeit, der Mittellosigkeit und auch der Leere im Leben wieder das erforderliche Bewusstsein zu verschaffen, um dem Leben selbst wieder einen Sinn geben zu können. Ungeachtet meines Stotterns füllte sich die Hilflosigkeit wie von selbst mit Vertrauen zu mir selbst und meinen Möglichkeiten, meine nun wieder erweckten Fähigkeiten bereitwillig für mich einzusetzen, um nicht nur mein Sprechen, sondern auch meine Lebensgestaltung zu renovieren.

Je mehr und je deutlicher die von Theo vermittelten Erkenntnisse der Individualpsychologie an mich herantraten, desto mehr wuchs mein Vertrauen in mich selbst, mit der Folge, dass mich Zufriedenheit und Lebensfreude erfüllten. In mir wuchs ein Gefühl, mit neuem Mut und frischer Zuversicht ins Leben einzutreten.

Sich selbst erkennen und andere besser verstehen lernen – diesen Vorsatz in sich zu erforschen und zu vertiefen, bewirkt, dem Stottern seinen Störfaktor zu nehmen. Das erfordert ein Loslassenkönnen, um die Entspannung im ganzen Körper zu spüren und die Tür zur bewussten Gestaltung des Lebens zu öffnen. Manches Feedback der anderen Teilnehmer verstärkte meine Ermutigung, mit dem fließenden Sprechen auf einem guten Weg zu sein.

Ich hatte das Leben in seinen Höhen gefunden und gut erkannt in seinen Tiefen mithilfe des dort vermittelten Wissens, wie das Leben mit Mut lebensfroh gestaltet werden kann. Ich durfte die Individualpsychologie konkret für meinen Bedarf in der realen Form durch Theo Schoenaker kennenlernen, und ich bin stolz drauf, diesem einzigartigen Menschen begegnet zu sein, ihn auch einen guten Freund nennen zu dürfen. Nicht nur Pflanzen können blühen, ihre Schönheit zeigen und in ihrer Umgebung Wohlbefinden erzeugen. Auch jeder Mensch trägt diese Eigenschaften und Fähigkeiten in sich, im Leben aufzublühen.

Ermutigung – ein kleines Wort,
nicht jeder will was davon halten.
Der Inhalt landet selten dort,
um das Leben zu gestalten.
Das Leben braucht doch immer Schwung,
dann hilft dir stets Ermutigung.
Denke nach und sei bereit,
dann kommt zu dir Zufriedenheit.
Probleme kannst du überwinden
und immer eine Lösung finden.
Ermutigt deinen Weg zu gehen,
mit all den Zielen, die du hast.
Dabei auch immer aufrecht stehen,
bleibst du im Leben nicht nur Gast.
Wenn Stottern dir viel Sorgen bringt,
dann hilf dir selbst, hab dazu Mut.
Auch wenn es unverständlich klingt,
nur du allein kennst dich recht gut.
Schau in die Kindheit deines Lebens,
dort findest du der Sorgen Grund.
„Erkenne dich“, ist nie vergebens,
erneure deinen Lebensbund.
Mit Mut sei einmal Egoist,
Ermutigung stets zuzulassen.
„Denn Liebe kommt,
wenn du ermutigt bist.“

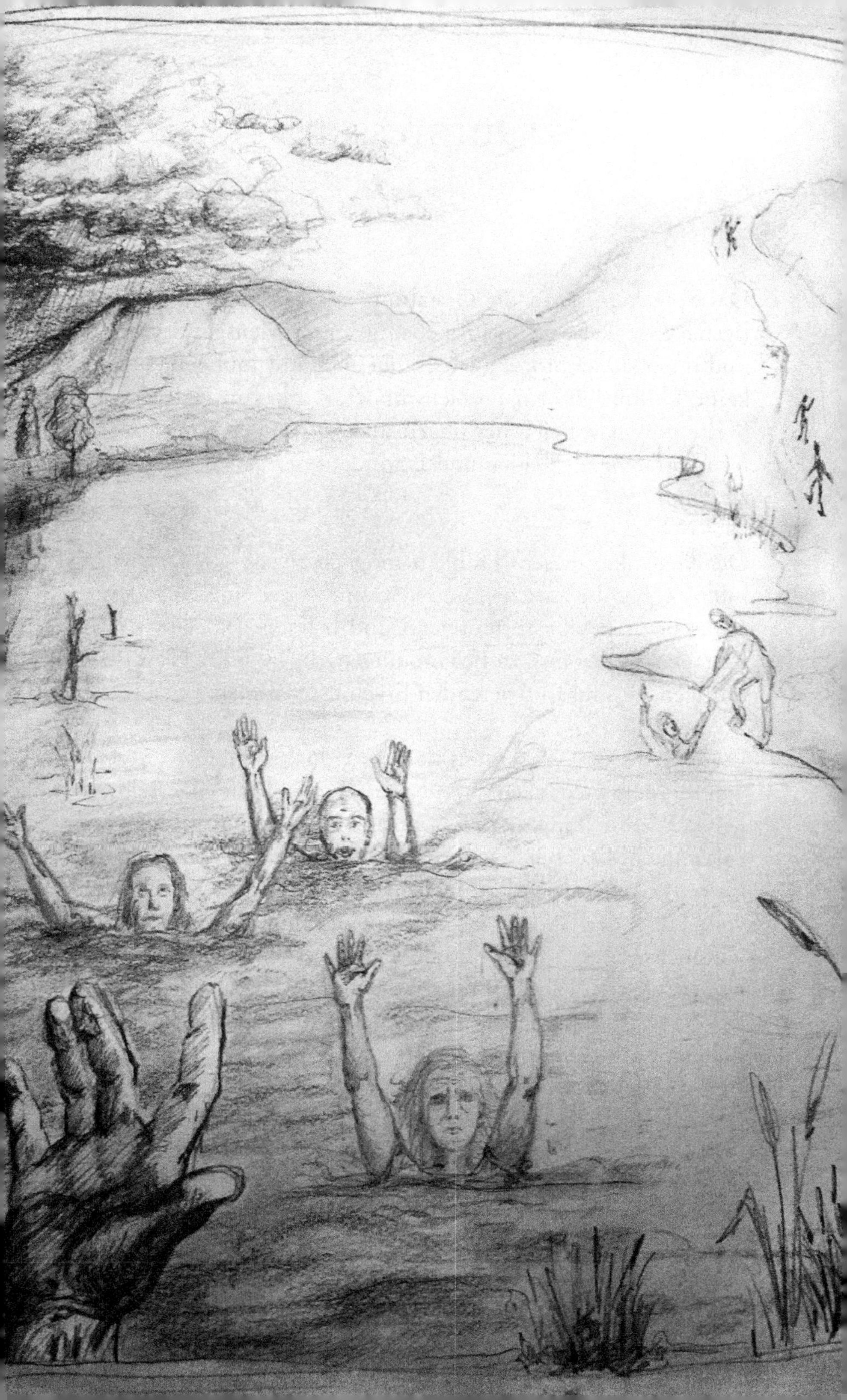

Quintessenz

Das Sprechen ist für die Gestaltung des Lebens eine der wichtigsten Fähigkeiten. Ein im Leben gereifter Mensch, der stottert und unter dieser Störung leidet, der auch mit mutigen Ansätzen keine Lösung für sein Problem findet, wird es in bedrückender Weise immer vor sich her tragen und gezwungen sein, das Stottern vorrangig als Leiden und Behinderung in allen Lebenslagen zu empfinden.

Der Gedanke, diesem Problem möglicherweise ein Leben lang hilflos gegenüberzustehen und kein Ende oder eine Veränderung abzusehen, ist sehr entmutigend und belastet das Selbstwertgefühl, ebenso der Weg zu Behandlungen, die in der Regel mit entmutigenden und frustrierenden Ergebnissen enden.

Dagegen ist das Wissen aus der Individualpsychologie, verbunden mit dem Gedanken *Es gibt einen Weg* und mit einer selbstbewussten Einstellung des *Ich kann* eine gute Grundlage, vorwärtszukommen. Das Buch von Theo Schoenaker mit dem Titel *Mut tut gut* ist praxisorientiert und gut verständlich. Es ist eine wertvolle Hilfe, der Ursache des Stotterns näher zu kommen. Eigene Kindheitserinnerungen, Erzählungen von Onkeln und Tanten zu deiner früheren Kindheit führen dich in die Phase deines Lebens, wo deine frühkindlichen Auffassungen zu prägenden Entscheidungen geführt haben.

Keine Zwangsjacke mehr: Ich bin ein freier Mensch

Ich beginne mit Fragen an mich: Ist meine Entwicklung stehen geblieben? Haben sich meine Erfahrungen und Meinungen aus der Kindheit in Stein gegossen? Hat mir das Stottern jeglichen Mut genommen? Habe ich übersehen und nicht bemerkt, dass ich die Freiheit habe, dem Stottern als Lebensbegleiter Ade zu sagen? Auch ein *Nein* zu älteren vertrauten Gewohnheiten kann Mut auslösen und vergessene Fähigkeiten wecken. Die eigene Freiheit ermöglicht es doch, sich neu einzukleiden, und eine andere Sportart, eine neue Betätigung zu wählen.

Selbstermutigung ist der Auslöser für Selbstvertrauen, für verstärktes Zutrauen, auch Schwierigkeiten zu bewältigen und Negatives im Leben nicht mehr so wichtig zu nehmen. Die Freiheit besteht darin, dem immer noch bewussten Kindheitsgeschehen eine ermutigende neue Kleidung zu geben, um die Zwangsjacke ablegen zu können.

Ich habe es für mich gewagt und mit Mut damit begonnen.

Zu meinem 1. Kindheitserlebnis
Ich verzeihe meinem Vater. Er hatte in seiner Kindheit noch elf Geschwister und möglicherweise nicht die erforderliche Beachtung und Zugehörigkeit erleben können, nur wenig Ermutigung erfahren und durch die Ehe mit meiner Mutter dennoch eine Familie gegründet, aus der ich hervorgehen und mich meines Lebens erfreuen konnte.

Ich verzeihe meiner Mutter, die in der damals schwierigen Zeit nach dem Zweiten Weltkrieg ihre Aufgaben wahrnahm, um die Familie zu versorgen. Sie hat mich gut versorgt und gepflegt, sodass ich problemlos heranwachsen konnte und es mir dabei gut ging. Ich gehörte dazu, und wenn es die Zeit erlaubte, wurde ich sicherlich auch beachtet. Ich habe mich in dieser mir unbewussten Zeit mit mir selbst beschäftigt und gefreut am Leben zu sein.

Zu meinem 2. Kindheitserlebnis

Meiner Mutter war es gelungen, dass mich die Lehrerin während des Unterrichtes in ihrer Klasse aufnahm. Ich fühlte mich wohl, akzeptiert und aufgenommen, auch wenn am zweiten Schultag mein Dasein beendet war, hatte sich dennoch mein Wunsch erfüllt, und es war schön, dass meine Mutter und die Lehrerin mir dieses Erlebnis verschaffen konnten.

Zu meinem 3. Kindheitserlebnis

Ich hätte meiner Mutter gern den Gefallen getan und war guter Dinge, ihn zu erfüllen. Ich habe mich aber auch sehr klug verhalten und bin auf halber Strecke umgekehrt, um eine mögliche Auseinandersetzung zwischen Vater und Mutter zu verhindern. Ich kann gut verstehen, dass meine Mutter enttäuscht war, dass ihr Vorhaben nicht gelang. Ich glaube, damals gut gehandelt zu haben.

Zu meinem 4. Kindheitserlebnis

Ich habe auch allein in der Finsternis nach Hause gefunden und wartete dort auf meine Mutter. Es konnten eigentlich nur meine Mutter oder mein Vater durch die Küchentür eintreten – und die Geschichten in dem Kinderbuch sind ja erfunden. Zudem war es auch schön, allein zu sein und nicht mehr den Frust meines Großvaters ertragen zu müssen.

Zu meinem 5. Kindheitserlebnis

Meine Mutter hatte in dieser Nacht meinen Bruder zur Welt gebracht, was für sie sicherlich anstrengend war. Doch diese Nacht endete mit einem freudigen Ergebnis für sie. Ich sehe das freundliche und lachende Gesicht meiner Mutter und freue mich mit ihr. Der kleine Bruder wird mir sicherlich auch ganz gut gefallen.

Zu meinem 6. Kindheitserlebnis

Wie schön war es doch, am späten Abend, wenn andere schon schliefen, bei meiner Mutter zu sein, wenn sie mich bei ihren Näharbeiten mithelfen ließ. Ich war willkommen, was meine Gedanken und Gefühle befreite. Es geht mir gut. Ich habe nun ein gutes Selbstwertgefühl, in Gelassenheit, ohne Spannung zu spüren, aufrecht im Leben zu stehen. Ich bin gerüstet für mein weiteres Leben. Ich stelle mir nun die etwas scherzhafte Frage: Wozu brauche ich noch das Stottern, um die Ziele meiner Bedürfnisse zu erreichen?

Ich denke auch an die Frage, ob ich mich nun mit dem Verändern meiner Kindheitserinnerungen selbst belogen habe. Warum hatte der Kleine in seiner realen Kindheit seine Erlebnisse und Erfahrungen so interpretiert und daraus die belastende Folge des Stotterns abgeleitet? Probleme wird es im Leben immer geben – es liegt an mir selbst, gute Lösungen dafür zu finden.

In der neuen Sichtweise heißt es: Ermutigte Gedanken und Selbstvertrauen erleichtern das Leben, helfen, den Frieden in dir zu finden und mit den Gedanken der Liebe das Leben zu gestalten.

Ich hatte einen Traum

Ich traf auf zwei Menschen, die stotterten, und sah sie verschwommen neben mir stehen. Ich selbst hatte schon begonnen, meiner Stimme Töne zu geben. Es war ein verstärktes Jaulen in allen Tonlagen. Ich verspürte in meinen Atemwegen genügend Schwung und Energie, die nötig waren, diesem Jaulen Ausdruck zu geben. Es waren nur die Gedanken da, dieses Jaulen mit Schwung energisch aufrechtzuerhalten. Die beiden Menschen neben mir begannen, auch zu jaulen. Es klang wie in einem Chor. Aus diesem Jaulen heraus, mit dem gleichen Schwung und derselben Energie, formten sich Worte und ein Gespräch begann unter uns. Mit anhaltender Intensität in den Atemwegen verlief dieses Gespräch, an dessen Inhalt ich mich zwar nicht mehr erinnern kann, aber es war ein allseits fließendes Sprechen, ohne jegliche Sorge und Angst, zu stottern. Die beiden Menschen entschwanden lächelnd im Nebel ... und ich erwachte.

Resümee: Entgegen meinen sonstigen Träumen, die zu Beginn des Tages entschwanden, blieb dieser Traum meinen Gedanken erhalten. In vollem Bewusstsein, allein und an einem stillen Ort wiederholte ich die Handlungen aus diesem Traum, gab meiner Stimme durch die Atmung Schwung und Energie, modulierte das Jaulen zu Worten, die dann auch sorgenfrei in fließendes Sprechen mündeten, das ich sonst in dieser Intensität nicht kannte. Mich beschäftigt nun folgender Gedanke: Hatte ich in der Kindheit nicht gelernt, meiner Atmung Schwung und mehr Energie zu geben und infolge bestimmter Erfahrungen den Schwung und die Energie unterdrückt oder verloren? Das würde ja die Erkenntnis stützen, dass ich für mein Stottern selbst verantwortlich bin.

Oder sind Träume nur Schäume? Puh! ... Und fort sind sie?

Mein Stottern lebt nicht mehr

Es wird meine Entscheidung bleiben, zu stottern oder weniger zu stottern oder dem Stottern ganz die Sinnhaftigkeit zu nehmen. Die Erlebnisse, die Erfahrungen, die Entwicklung neuer Gedanken in den Tagen der Therapie und meine daraus folgende Entwicklung werden den Vorrang haben. Der Weg zur Befreiung vom starr gelebten Verhalten, zu wenig Vertrauen in die eigenen Fähigkeiten zu haben, ist ein Weg in die Entmutigung. Der Königsweg aber ist es, mit Mut den Problemen, die sich auch als Aufgaben stellen, dem Leben gegenüberzutreten und zu lernen, mit sich selbst gut umzugehen. *Dein Weg bist du selbst* ist ein Gedanke, der anregt, für sich selbst Verantwortung zu übernehmen, um auf diesem eigenen Weg stets lohnende Ziele zu erreichen. Es ist doch eine Tatsache, dass die kindlichen Erfahrungen, Meinungen und daraus folgenden Entscheidungen mehrere Lebensbegleiter hervorbringen, die ich hier zusammengefasst als Charakter oder Persönlichkeit bezeichne, die dann sowohl positiv als auch negativ meinen Weg, mein Leben bestimmen werden.

Dem Stottern, einem meiner Lebensbegleiter, habe ich viele Jahre einen Platz im Leben gegeben. Das Stottern, das mir in der Kindheit mehr Aufmerksamkeit, Zuneigung und Beachtung eingebracht hatte, verwandelte sich in der Jugend und im Erwachsenenalter zum Feind der Entwicklung meiner Lebensaufgaben und Ziele in der Gemeinschaft. Ungeachtet dessen leitete ich selbst einen psychischen Kampf gegen das Stottern ein, um mithilfe der hinzu gerufenen Kampfgefährten von Sprachheilern diesen Feind zu besiegen. Die Logik, dass jeder Kampf nur mit einem Sieger und einem Verlierer enden kann und der Verlierer dann stets nach Rache strebt, erhält eine Feindschaft aufrecht. Erneuter Kampf wird stets die Folge sein.

Ich habe mich entschieden, meinen psychisch geführten Kampf gegen das Stottern aufzugeben, um Frieden in mir zu finden und diesem auch den Vorrang einzuräumen. Es war ein Glück, auf die sozial strukturierte Individualpsychologie mit ihren reichhaltigen Anregungen zur Ermutigung aufmerksam geworden zu sein. Meinen friedlichen Vorsatz setzte ich in die Tat um, indem ich begann, Erinnerungen aus der frühen Kindheit aufzunehmen und diesen einen Raum zu geben, um den damaligen kindlichen Erfahrungen, Auffassungen und Entscheidungen eine Berechtigung erteilen zu können und zu akzeptieren: „So war das."

Zwischen dem Kind in mir und mir als dem Erwachsenen begann dann ein wechselseitiger Gedankenaustausch, um den kindlichen Erinnerungen und den Folgen daraus in friedlicher und ermutigter Weise die Möglichkeiten neuer lebensbegleitender Werte aufzuzeigen. Regelmäßig wurden zwischen dem Kind in mir und dem Erwachsenen Zwiegespräche geführt, um ein lebendiges Miteinander entwickeln und sich in der Folge gegenseitig anerkennen, einfühlen und vertrauen zu können. Schließlich ging es darum, mit ermutigenden Gedanken im Miteinander eine friedliche und ermutigende Beziehung zu finden und zu pflegen. Das Ziel der Schaffung von *Frieden im eigenen Haus* förderte einen positiven und ermutigenden inneren Dialog, der bewirkte, Druck und Spannungen abbauen zu können. Ohne Druck und Spannungen in der Atmung war der Weg frei, die Gedanken der Angst und des Versagens loszulassen, wodurch der Weg zum fließenden Sprechen eröffnet wurde. Meine positive Erfahrung mit dem Problem des Stotterns und dem fließenden Sprechen umzugehen, erlaubte es mir in ermutigter Weise mit mir wechselseitig zu spielen, um auch die jahrelange Gewohnheit des Stotterns zu verringern. Die Fluchtwege des Stotterns gibt es nun nicht mehr.

Der Weg des fließenden Sprechens, den ich nun betrete, liegt in der Gewissheit des *Ich kann* vor mir. Das Buch von Theo Schoenaker *Mut tut gut* ist mein Begleiter. In großer Liebe geht auch meine Lebensgefährtin diesen Weg mit mir.

Ein Brief an dich

Liebe Freundin, lieber Freund,

es ist schön, dass du mein kleines Buch, das ein Stotterproblem aus meiner Sicht nach eigenem Erleben beschreibt, gefunden und gelesen hast. In meinem Brief an dich gehe ich davon aus, dass dir als Jugendlicher oder Erwachsener ein gleiches oder ähnliches Problem in deinem Leben Sorgen bereitet. Sollten auch Eltern oder Erzieher sich für mein Stotterproblem interessiert haben, so heiße ich sie hier willkommen.

Es ist ein fortschrittlicher Gedanke, Probleme als Aufgaben anzusehen, die dann darauf warten, gelöst zu werden. Mein Brief an dich, mit meinen Erfahrungen und den daraus entwickelten Gedanken, kann dazu anregen, das dich begleitende Stottern – sofern es sich auf eine psychische Ursache in der Kindheit zurückführen lässt – auf einem hilfreichen Weg zum fließenden Sprechen zu überwinden.

Als dabei äußerst wichtig möchte ich die Prämisse hervorheben, dass jeder Mensch in seiner Persönlichkeit einzigartig ist und dass das Stottern und dessen Ursache in dieser Einzigartigkeit sich zeigen und zu erkennen ist, denn kein Mensch gleicht dem anderen. Mut zu Selbsterkenntnis und Selbstvertrauen in deine Fähigkeiten, sind die Mittel, durch die du mit ermutigten Gedanken dem Stottern abhelfen kannst.

Ich bin der Überzeugung, dass eine Veränderung des Stotterns im Ansatz tief in mir selbst liegt und nur bedingt von außen mit Atemübungen und Sprachbehandlung eine dauerhafte Besserung erfahren kann. Hiermit möchte ich den vielfältigen Behandlungsmethoden und wissenschaftlichen Erkenntnissen keine Absage erteilen, die sicherlich wertvolle Begründungen für die Entstehung und Behandlung des Stotterns liefern.

Meine Freundin, mein Freund, es ist ein fortschrittlicher Gedanke, die eigenen Probleme als Aufgaben anzusehen, die darauf warten, bearbeitet zu werden. Dazu gehört es, Verantwortung für dich und dein Tun zu übernehmen. Wenn auch du bereit bist, dein Stottern nicht mehr als Problem anzusehen, sondern als eine Aufgabe, die es zu bewältigen gilt, dann bitte ich dich, weiterzulesen – in der Zuversicht, dass auch dir mein Weg helfen kann. Es ist mir wichtig, dass mein Herangehen an diese Aufgabe von dir als Angebot aufgefasst wird. Bedenke, dass du einzigartig bist und mit Mut und Selbstvertrauen in deine Fähigkeiten aus meinen Angeboten die zu dir passenden Wege findest.

Du erinnerst dich sicher an das Kapitel mit meinen Kindheitserinnerungen, wie ich sie heute aus anderer Sicht betrachten kann als damals und wie mir das heute eine innere Ruhe gibt, die auch mein Sprechen beruhigt. Deine Kraft und Liebe zu deinen Fähigkeiten begleiten deinen Weg und führen dich zum Ziel.

Schreibe dazu Kindheitserinnerungen auf, das heißt, Erinnerungen an einzelne Erlebnisse aus der Zeit bis zu deinem sechsten oder siebten Lebensjahr, die in deinen Gedanken noch lebendig sind. Sollte ein momentaner Blackout der Erinnerungen aufkommen, wird sich diese gedankliche Leere mit etwas Geduld und dem interessierten Nachdenken über deine Kinderzeit wieder füllen.

Bei den Kindheitserinnerungen, die du jetzt brauchst, ist es wichtig, dass es um Erinnerungen an einmalige Ereignisse geht – egal, ob sie negativ oder positiv sind. Negative Situationen erinnern dich an Momente, die für dich schrecklich waren. Einmalige positive Situationen beflügeln deine Sehnsucht, weil du sie in exakt dieser oder in ähnlicher Art extrem selten erlebt hast.

Eine Kindheitserinnerung könnte beginnen mit: „Als ich fünf Jahre alt war, geschah an einem Sommertag Folgendes: ...“ Nimm dir ausreichend Zeit, dich wieder in die Situation einzufühlen und neben dem klar geschilderten Ablauf auch die zugehörigen Gefühle und Empfindungen aufzuschreiben.

Ich gebe dir ein Beispiel vom fünfjährigen Robert: „Ich bin fünf Jahre alt. ... An einem schönen Tag gehe ich mit meiner Oma auf dem nahe gelegenen Feldweg spazieren. Ich bin voller Freude! ... Oma hält mich nicht an der Hand. Ich fühle mich frei. ... Ich werde übermütig und hüpfe auch. ... Plötzlich stürze ich und verletze mich am Knie. ... Das tut weh und es blutet. ... Meine Oma blickt zurück, dreht sich aber um und geht den Weg weiter. ... Ich weine, weil ich keine Hilfe bekomme. ... Ich denke, warum hilft sie mir nicht und lässt mich allein? ... Ich stehe auf und gehe allein nach Hause. ... Mit Oma will ich nicht mehr spazieren gehen!“

Eine weitere Kindheitserinnerung könnte sein: „Ich bin etwa fünf Jahre alt. ... Ich habe zwei Schwestern und zwei Brüder, doch ich fühle mich oft allein. ... Meine Geschwister spielen im Garten. ... Ich gehe hin und will mitspielen. ... Sie sind fröhlich, mich beachten sie nicht. ... Sie hören nicht hin, wenn ich etwas sage. ... Da weine ich und schluchze laut. ... Meine Mutter kommt aus dem Haus. ... Schluchzend und stotternd erzähle ich, was passiert ist. ... Da werden die Geschwister aufmerksam. ... Mutter nimmt mich in die Arme, beruhigt und tröstet mich. Sie sagt den Geschwistern, dass diese mich mitspielen lassen sollen. ... Ich bin zufrieden.“

Im ersten Beispiel fühlt Robert sich alleingelassen. Er resigniert und bleibt allein. Im zweiten Beispiel fühlt er sich auch alleingelassen. Jetzt unternimmt er aber etwas. Durch sein Weinen, Schluchzen und Stottern werden Mutter und Geschwister aufmerksam. Er erreicht, dass sie ihn bemerken, beruhigen und mitspielen lassen.

Es könnte auch in deiner Kindheit so gewesen sein, dass du in der Familie oder dem Umfeld nicht die so sehr gewünschte Beachtung, Zuneigung oder Anerkennung bekommen hast, bis du durch Stottern diesem Bedürfnis Ausdruck verleihen konntest. Lässt sich erkennen, dass du dir in deinem weiteren Leben Fürsorge, Hilfe, Anerkennung oder Ähnliches durch andere des Öfteren gewünscht, aber nicht bekommen hast? Vielleicht gab es stattdessen sogar Abneigung und schmerzlich empfundenes Alleinsein?

Es ist erwiesen, dass jeder Mensch sich im Alter bis zu etwa sieben Jahren seinen eigenen Lebensstil (Charakter) bildet aufgrund seiner Erlebnisse und wie er diese mit seiner eigenen Sichtweise erfährt, einschätzt und in sich abspeichert. Das gilt für mich und auch für dich.

Lass nun deine Gedanken in deine Kindheit wandern und achte auf einmalige Kindheitserinnerungen. Schreibe sie nach obiger Anregung auf und erkunde, was sie mit deinem heutigen Leben zu tun haben könnten. In unserem Fall besonders, was sie zu tun haben könnten mit deiner heutigen Art zu sprechen. Ereignisse, die dir bis heute präsent sind, waren sehr kraftvoll und eindrücklich. Deshalb bestimmen sie für dich unbewusst noch immer dein Leben in weiten Teilen. Hast du früher schon stotternd Interesse, Fürsorge oder andere angenehme Reaktionen erhalten, war dir in deinem kindlichen Verständnis bald klar, was du für angenehme Beachtung tun musst: stottern!

Jetzt aber bist du erwachsen! Du hast es nicht mehr nötig, so auf dich aufmerksam zu machen. Zu einem flüssigen Sprechen zurückzukehren, kann auch dir gelingen, wenn du deine belastenden Erinnerungen umschreibst, so wie ich es in meinem Büchlein getan habe.

Die erste obige Kindheitserinnerung könnte zum Beispiel so aussehen: „Ich bin der fünfjährige Robert. … An einem schönen Tag gehe ich mit meiner Oma auf dem nahe gelegenen Feldweg spazieren. Wir sind voller Freude! … Oma lacht und ich fühle mich frei und unbeschwert. … Ich werde übermütig und hüpfe. … Plötzlich stürze ich und verletze mich am Knie. … Das tut weh und es blutet. … Meine Oma schaut auf mein Knie. … „Ohh", sagt sie, „wollen wir es wegpusten?" … Ich kenne dieses Ritual. Ich nicke. Gemeinsam schauen wir auf mein Knie und pusten. … Dadurch kommt es mir gar nicht mehr so schlimm vor und es tut kaum noch weh. … Oma singt gern. Ihr fällt ein Lied ein, das ich auch kenne. … Singend gehen wir nach Hause."

Die zweite Kindheitserinnerung aus der Kindheit könnte so umgeschrieben werden: „Ich bin Robert und etwa fünf Jahre alt. … Ich habe zwei Schwestern und zwei Brüder. … Heute sind sie alle im Garten und spielen Ball. … Ich will mitspielen und gehe hin. … Da kommt mir der Ball schon entgegengeflogen. … Zusammen haben wir ein munteres Spiel. … Ich freue mich, so tolle Geschwister zu haben!"

Möglich, dass du nun denkst: „Aber so war es doch gar nicht!" Und wenn doch? Wenn du dich nur dummerweise nicht an die schönen Momente mit der Oma oder den Geschwistern erinnerst, die es bestimmt auch gab! Dann ist es eine gute Idee, dir die schönen Erinnerungen zu erneuern und wieder schön zu machen. So schön, dass dein Groll aus den alten Erinnerungen verblasst und du mit Freude an deine Kindheit denkst und auch wieder flüssiger sprichst. Du weißt jetzt, dass es nicht mehr nötig ist, zu stottern. Sage dir öfter mal: „Ich spreche wieder flüssig, denn das Leben ist so schön, wie ich es sehe."

Die noch festsitzende Gewohnheit des Stotterns wird sich durch deine ermutigenden Erfahrungen verringern und einen erfreulicheren Lebensweg freigeben. Wende dich dir selbst zu für dein Ziel und deine Aufgaben. Bedenke doch mal, wie viel Kraft, Belastung und Entmutigung, vielleicht schon seit vielen Jahren dir das Stottern bereitet.

Meine Freundin, mein Freund, wenn du dein Stotterproblem angehen möchtest, bitte ich dich, nun weiterzulesen. Aber lies nicht weiter, wenn du nicht aktiv an dir arbeiten willst, weil es nicht sinnvoll ist, Alternativen zu erfahren und nichts zu tun, weil sie dann nur mehr Druck und Unbehagen in dir erzeugen.

Ich beginne also, dir mein Handeln zu beschreiben, wie ich meinem Stottern begegnet bin. Es ist mir sehr wichtig, dass mein Herangehen als ein Angebot aufgefasst wird, denn ich erhebe keinerlei Anspruch auf Perfektion und Exklusivität meiner Darstellungen.

Wichtig ist zunächst, mich bewusst und mit Mut zu erkennen und zu akzeptieren, dass ich selbst es bin, der mich zum Stottern veranlasst, dass ich die belastenden Begleitumstände selbst produziere, auch selbst für das Ergebnis verantwortlich bin und die Folgen dessen zu tragen habe. Die Suche nach einer Schuldursache, dass ich stottere, ist nicht nötig. Ich nehme mir die Freiheit, mein Stottern aus der Vogelperspektive zu betrachten und frage mich selbst in freundlicher Weise: „Warum und wozu tust du das?“ Ich möchte in freier Weise Antworten darauf finden. Weitere Fragen an mich selbst begeben sich auf die Suche nach Antworten: „Wie lassen sich Druck, Spannung und die daraus folgende Sprechangst lösen? Was geschieht unbewusst und ungewollt in meinen Gedanken?“

Für mich war und ist es ein glücklicher Umstand, tief greifende Erfahrungen aus dem Wissen der Individualpsychologie in einer Gruppentherapie kennengelernt zu haben. Selbstverantwortung, Zugehörigkeitsgefühl, Ermutigung und für mich wichtige einprägsame Gedanken waren hier die herausragenden Momente: Sich selbst erkennen – andere besser verstehen; die Grundlagen und Abläufe von Denken – Fühlen – Handeln; der Grundsatz „Wenn du wissen willst, was du wirklich willst, musst du schauen, was du tust“ und die Selbstermutigung „Ich bin gut genug, so wie ich bin. Ich kann dazulernen, ich kann mich verbessern, ich kann verzeihen, ich kann loslassen, ich will andere besser verstehen und ihnen mit ermutigenden Qualitäten begegnen. Ich prüfe meine Meinungen unter Betrachtung von Realitäten im Umgang mit anderen und mir selbst."

Eine Voraussetzung wird nun sein, den eigenen Lebensstil (Charakter oder Persönlichkeit) über gedanklich vorhandene Kindheitserinnerungen kennenzulernen. Dazu sind die Bücher *Mut tut gut* und *Was bestimmt mein Leben?* als Arbeitsbücher eine gute Hilfe und Unterstützung, die Vorgänge und die damit verbundene Ermutigung in sich aufzunehmen.

Mein weiterer Weg führte mich zu einer vertieften Betrachtung meiner Erinnerungen an die Kindheit, wo das Stottern begann und wo dessen Ursache zu suchen ist. Auf den ersten Seiten meines Buches habe ich einige Kindheitserinnerungen aufgeführt und dabei die negativen Gefühle erfahren, die auch heute noch Spannungen in mir auslösen. Ich begann zu verstehen, warum das Stottern für mich ein Mittel zum Zweck wurde, ein Mittel dazu, die Aufmerksamkeit, Zugehörigkeit, Beachtung und Zuneigung meiner Eltern zu bekommen. Mir wurde klar, dass diese im Unterbewusstsein tief verankerten Kindheitserinnerungen und die sich daraus ergebenden Folgen für die Lebensaufgaben im Erwachsenendasein keine tief greifende Wirkung erzeugen, aber dennoch einer dringenden Reformierung bedürfen, um durch freiheitliches und ermutigtes Denken das alte Kleid der Verhaltensmuster ablegen und in einem verschönerten Kleid des neuen Verhaltens erscheinen zu können.

Die von mir mit ermutigenden Gedanken umgestalteten und nun auch den Realitäten nahe stehenden Erinnerungen beflügeln meine heutigen Meinungen und erlauben mir eine gewünschte und erfreuliche Sichtweise, die sich nahtlos in meinen Alltag einfügt und bewirkt, dass sich die Spannungen in Sprechsituationen auflösen. Die unbewussten Begebenheiten in der Kindheit, die das Sprechen über Druck und Spannung zum Stottern brachten, haben ihre Auswirkungen verloren. Die kindliche unbewusste Entscheidung für das Stottern ist nun zu einer bewussten Entscheidung im Erwachsenendasein gereift, die mit einem ermutigten Verhalten das Stottern nicht mehr benötigt.

Nun zurück zu dir, meine Freundin und mein Freund: Mein Weg aus der Sackgasse hat sich als erfolgreich erwiesen. Schreibe auch du dein Buch, reformiere deine Kindheitserinnerungen mit ermutigenden Gedanken und lasse viele deiner neu eingekleideten Kindheitserinnerungen in häufigen gedanklichen Wiederholungen auf dich einwirken. Trainiere und gehe den Weg der Selbstermutigung für dein Vorankommen, auch zur Freude anderer in guten Beziehungen. Neue Erfahrungen werden dein Leben bereichern, die alten negativen Erfahrungen überwinden und möglicher und gangbarer Weg, der für ein lohnendes Ziel nur ein Bruchteil deiner Kraft und Konzentration in Anspruch nimmt. Niemand kennt dich besser als du selbst und niemand denkt und fühlt so wie du. Erkenne dich als wertvoll in der Gestaltung deines Lebens.

Für Eltern und Erzieher von stotternden Kindern steht zur Alternative, dem betroffenen Kind mit Ermutigung, dem Vertrauen in seine Fähigkeiten, Aufmerksamkeit und dem Gefühl der Zugehörigkeit reichlich Zuwendung zukommen zu lassen, immer für sein Daseinswohl, jedoch nicht für das Stottern bereit zu sein. Ein Kind braucht diese Unterstützung für seine Entwicklung, um in der Gemeinschaft seinen Platz zu finden. An vielen Orten sind Angebote zum Ermutigungstraining und für das Abhalten eines Familienrats zu finden. Ihr Kind wird Ihnen fortan mehr Freude bereiten und dankbar sein.

Familienrat nach Dreikurs

Zwei Zitate von Rudolf Dreikurs

1. Familienrat ist, wenn Eltern miteinander sprechen. Geschwister sich gegenseitig zuhören und Eltern und Kinder gemeinsam nach Lösungen suchen. Zu unseren Kindern reden bedeutet, ihnen zu sagen, wie wir alle Dinge getan haben wollen. Mit unseren Kindern reden heißt, zusammen nach Lösungen zu suchen, was getan werden kann, um ein Problem zu meistern oder eine Situation zu verbessern.

2. Es ist ein Erlebnis, Teil einer Gruppe zu sein, so sich jeder für den anderen verantwortlich fühlt und wo alle als Freunde handeln, auch wenn sie nicht immer der gleichen Meinung sind.

Einige durch Familienrat erreichte Ziele:

- Wir gehen friedlicher miteinander um.
- Wir lenken den Blick wieder auf das Positive.
- Der Familienrat bringt Ermutigung in die Familie.
- Wir lassen einander aussprechen.
- Endlich muss ich nicht mehr perfekt sein.

Literaturverzeichnis

Theo Schoenaker: Mut tut gut – Das Encouraging-Training, RDI-Verlag

Heide Köpfer/Erika Becker: Familienrat nach Dreikurs, Herzsprung-Verlag

Magda Gerber: „Ein guter Start ins Leben“ Arbor-Verlag

Der Autor

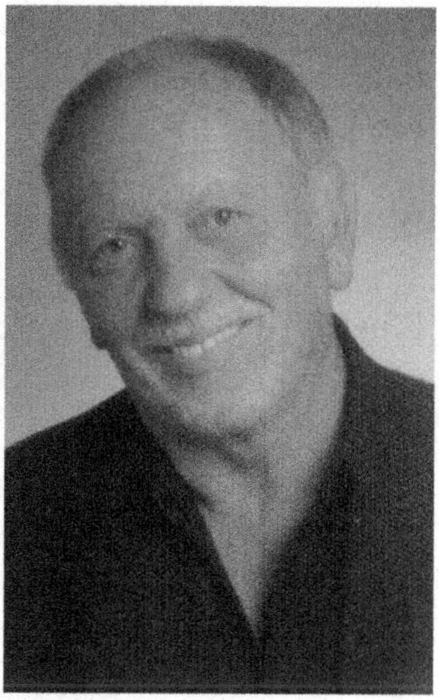

Dieter Troll: geboren am 7.11.1943 in Birkenfeld bei Marktheidenfeld. Ab dem fünften Lebensjahr begann das Stottern. 1957 bis 1960 dreijährige Ausbildung in Schweinfurt im Handwerksbetrieb als Bauschlosser. Ab 1974 Besuch der Technikerschule in Schweinfurt mit Abschluss als Techniker für Maschinenbau. 26 Jahre Beschäftigung im Industrieunternehmen als Arbeitsvorbereiter und in der Zeitstudie. Ab 2003 Rentner. Lebt heute mit Lebensgefährtin in Schonungen.

Unser Buchtipp

Heide Köpfer / Erika Becker
Familienrat nach Dreikurs
Ein Gewinn für alle

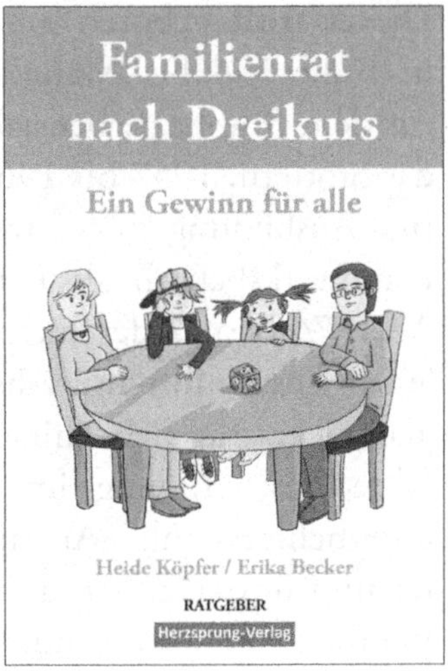

ISBN: 978-3-99051-007-0

Eine Familie ist dann ein Team, wenn jeder dem anderen zuhört, jeder seine Meinung sagen kann und jeder ernst und wichtig genommen wird. Wie das gelingen kann? Mit dem Familienrat nach Dreikurs. Hier kommen alle regelmäßig zusammen, bestimmen gemeinsam die Regeln für ein friedliches Miteinander und erleben sich als gleichwertig. Hier haben kleine und große Menschen eine Stimme und werden gehört und gesehen. Sie denken das ist utopisch? Nein, es ist ganz einfach! Es braucht nur ein wenig Mut, und genau dazu hilft Ihnen dieses Buch. Probieren Sie's aus!

Unser Buchtipp

Zivit Abramson
Partnerschaft lernen

ISBN: 978-3-96074-023-0

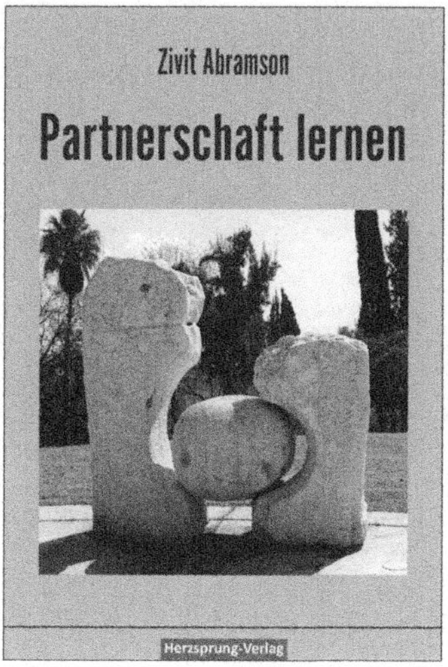

Das Buch „Partnerschaft lernen“ gibt Menschen, die in einer Partnerschaft leben, die Möglichkeit, den unbewussten Paarvertrag zu entdecken, der ihr gemeinsames Leben beeinflusst. Sie können verstehen, wie der Paarvertrag entstanden ist, und feststellen, was sie an dem Vertrag verändern wollen und wie das gelingt.
„Partnerschaft lernen“ erklärt generelle Prinzipien und illustriert diese durch viele Beispiele von Paarsituationen. Die Beispiele sind authentische Beratungsanfragen. Die Situationen werden anschaulich und feinfühlig analysiert. Gefolgt von einem Vorschlag, wie dieses Paar einen guten Weg finden kann.
Zivit Abramson vermittelt dem Leser ihre Erfahrung und Überzeugung, dass die Partnerschaft als Aufgabe wahrgenommen werden sollte. Eine Aufgabe, die durch aktive Beteiligung und Weiterentwicklung zu einer wachsenden Bereicherung führt.

Dieses Buch beinhaltet am Ende eine Beschreibung der von Alfred Adler begründeten Individualpsychologie. Damit kann der Leser den theoretischen Hintergrund nachvollziehen. Die Individualpsychologie wird zusammenfassend beschrieben als Modell zum Verstehen von Menschen und als Werkzeug für gelingende Beziehungen.

Made in the USA
Monee, IL
04 November 2026

67386709R00036